DUMÉRY

CONTRE

CH. LEVAVASSEUR

A M. le Président et à MM. les Conseillers de la deuxième chambre de la Cour impériale de Rouen.

MESSIEURS,

Le 3 mai 1860, vous rendiez un arrêt d'après lequel je devais, sous peine de résiliation, avoir achevé dans le délai de deux mois les travaux faisant l'objet des conventions intervenues entre M. Levavasseur et moi, les 2 juillet et 7 août 1859.

Je me suis incliné devant votre décision; j'ai acquiescé à l'arrêt qui m'imposait un délai fatal et n'ai reculé devant aucun sacrifice pour y satisfaire.

Division du travail en plusieurs localités : huit fonderies mises à contribution; agents entretenus en permanence sur le chemin de fer pour éviter les lenteurs et les erreurs de destination; pièces lourdes

1

expédiées par grande vitesse, pièces accompagnées par voyageurs exprès pour arriver à heure fixe; correspondance par télégraphe; travail de nuit; personnel de rechange; abandon total de toute autre affaire: tout a été mis en œuvre, rien n'a été négligé pour surmonter les obstacles et obéir à justice!

Aussi ai-je eu la satisfaction de triompher du danger que présentait un enjeu de cent mille francs placé sur une pièce manquée ou sur un colis égaré. — J'ai tout surmonté et 'j'ai été assez heureux pour me trouver prêt à fonctionner le 2 juillet, ainsi que la Cour l'avait ordonné.

A cette date du 2 juillet, j'ai invité M. Levavasseur, par acte de M. Raffy, huissier, à assister au procès-verbal du constat de terminaison des travaux, qui aurait lieu le lendemain 3, à neuf du matin, en présence de témoins et nonobstant l'absence ou la présence de M. Levavasseur.

M. Levavasseur s'y présenta accompagné de témoins; mais, ne pouvant pas nous entendre sur les termes de la rédaction du procès-verbal, nous dûmes faire constater isolément les faits.

Ce constat (fait, en ce qui me concerne, par M. Burel, ingénieur civil de Rouen), étant terminé et procès-verbal dûment dressé et signé, je fis sommation à M. Levavasseur par acte extra-judiciaire, d'avoir à me livrer dans les vingt-quatre heures l'eau et le charbon nécessaires pour mettre les machines en mouvement et s'assurer que les conditions du traité étaient bien remplies; mais je ne reçus aucune réponse de M. Levavasseur. Il ne me restait plus qu'à m'adresser à la Cour pour faire constater régulièrement et par des experts de son choix, que mes machines avaient été installées dans le délai fixé par elle; c'est ce que je fis en présentant le 7 juillet une requête.

Ce que je demandais ne pouvait souffrir aucune difficulté.

Mais, pendant ce temps, il venait de s'accomplir un fait inouï:

J'appris que M. Levavasseur, sans respect pour l'arrêt rendu et sans

attendre que la justice eût statué, avait, dès le jour même de notre procès-verbal, le 3 juillet, aussitôt après notre départ, fait commencer la
destruction de mes travaux.

Que, dans ce but, il avait à l'avance commandé les engins et les
hommes nécessaires à cette mutilation, et que le tout était venu en
même temps que les témoins convoqués par M. Levavasseur pour le
constat, lesquels n'étaient autres que des concurrents, des chaudronniers de la localité, faisant les uns office de témoins et les autres d'exé-
cuteurs des hautes œuvres de M. Levavasseur. — Ils appréciaient les
travaux à neuf heures et les faisaient détruire à midi !

On prétend même que les ouvriers appartenaient à l'un des deux témoins signataire du procès-verbal dressé par M. Levavasseur.

Association néfaste ! car M. Levavasseur profitait de l'appréhension
de nos concurrents pour se faire prêter leur concours, et nos rivaux
exploitaient les mauvais instincts de M. Levavasseur pour anéantir un
progrès qui leur porte ombrage et menace de changer les conditions de
leur industrie.

M. Levavasseur et nos détracteurs, en voyant notre installation, ont
bien compris que nous étions en mesure de démontrer la parfaite exac-
titude des résultats par nous promis ; aussi n'ont-ils pas voulu tenter
l'épreuve, et, au lieu de nous délivrer l'eau et le charbon que nous de-
mandions, ils ont, de leur autorité privée, détruit notre œuvre, pensant
plus facile de nous abattre par la chicane, triste science qui nous est
étrangère, que par l'industrie qu'ils savent être notre terrain.

Détruire, anéantir un travail confié à sa garde !...

Mais qu'il soit ou non dans votre établissement, Monsieur Levavasseur, l'avez-vous ce droit de mutilation ? —

Non, vous ne l'avez pas.

1° Vous ne l'avez pas, parce que le traité n'avait été consenti par moi, aux conditions que j'avais acceptées, qu'en considération des avantages qu'un specimen sur une aussi grande échelle m'apporterait en honneur et en profits.

Et vous ne pouvez pas, sans me porter un préjudice considérable, convertir cette situation en une déchéance, en une sorte de déclaration publique d'indignité que vous vous permettez de proclamer avant toute expérimentation.

2° Vous ne l'avez pas, car, jusqu'à ce qu'il y ait payement de votre part, mes travaux sont ma garantie, et vous n'avez pas plus le droit de les détruire que ne l'aurait le propriétaire qui ferait élever une construction à crédit et qui la démolirait avant d'avoir payé le constructeur.
— Et pourtant il pourrait dire aussi qu'il est maître de sa chose... Non, on n'est pas plus libre de se dépouiller par une destruction que par une donation, quand on a des créanciers à qui l'on doit compte de son bien.

A plus forte raison ne l'est-on pas, quand c'est le prix même des objets que l'on détruit dont le compte est dû à ses créanciers.

3° Vous ne l'avez pas, eussiez-vous même payé: car, dans ce cas, en dehors du préjudice que vous me portez, il y a encore l'opinion publique dont vous relevez.

Un progrès était sur le point d'être constaté : il se présentait dans des conditions inusitées comme proportions, comme lois nouvelles; une cheminée dont la relation de hauteur et de diamètre (1/9 environ) se trouvait dans des conditions que nul n'avait osé affronter, allait être utilisée telle quelle; chacun de vos constructeurs demandait une autre cheminée édifiée à l'intérieur de celle-ci. — Un homme ose! — confiant dans la science, il avait fait tous les sacrifices de cette expérience, — il avait proportionné la section des galeries à l'ampleur de ce colosse; le pays allait profiter de l'épreuve, et vous portez une main profane sur une œuvre qui devenait sa conquête!

Vous la détruisez avant qu'elle ait été jugée! Votre acte est un méfait, et vous devez attirer sur vous toute la sévérité dont les magistrats peuvent disposer.

Ne dites pas que vous êtes le maître de ne pas faire servir les dispositions grandioses de votre usine au progrès de la science. — Encore une fois, vous le pouviez tant qu'un tiers, un homme dévoué au progrès, n'était pas venu y associer son temps et ses veilles, y accumuler ses sacrifices. — Vous ne le pouviez plus dès que vos intérêts n'étaient plus seuls engagés, et vous le pouviez encore moins dès que l'intérêt général pouvait y trouver sa part, soit pour jouir d'une conquête si elle se réalisait, soit pour éviter un écueil si l'insuccès était venu vous dispenser du rôle inqualifiable que vous venez de jouer.

Vous objectez que le traité n'aurait pas été exécuté parce que certaines parties des chaudières, ne possédant pas l'épaisseur réglementaire, n'auraient pu être timbrées à la pression voulue par les représentants de l'administration.

Mais, d'abord, nous ne sachions pas que vous soyez au-dessus des lois, que vous ayez le droit de vous faire justice vous-même et de trancher une question qui devait être déférée à l'appréciation souveraine des tribunaux.

Ensuite, si nous supposons la chose entière et un débat dont vous vous êtes si orgueilleusement affranchi, — voici les réponses que nous aurions opposées à vos plaintes :

L'administration n'a jamais entravé l'industrie. — Lorsqu'elle reconnaît qu'une modification est nécessaire, elle poinçonne provisoirement, et elle indique un délai dans lequel la modification doit être faite.

En agissant ainsi, l'administration ne se dis.........

mesures de sécurité générale dont elle est la sauvegarde, et qui font sa règle.

Son raisonnement est celui-ci : « Les chaudières en service ne conservent pas leur épaisseur primitive.

« La part de l'usure par le feu est représentée par 3 millimètres, c'est-à-dire que dans la formule relative aux épaisseurs à donner aux chaudières, on ajoute à l'épaisseur de résistance calculée 3 millimètres destinés à compenser les altérations d'épaisseur produites par le feu.

« Or, une chaudière vieillie dans le service, pouvant fonctionner sans danger avec 3 millimètres en moins que son épaisseur primitive, une chaudière neuve peut avec plus de raison fonctionner avec un ou 2 millimètres en moins. » L'administration autorise donc provisoirement la marche, sauf à indiquer celles des parties dont elle désire le changement, et le délai dans lequel ce changement doit avoir lieu.

Ceci est la règle de l'administration pour le poinçonnage provisoire ou définitif des chaudières anciennes; mais elle a voulu plus, elle a voulu laisser la porte librement ouverte au progrès et elle s'est réservée la faculté de modifier sa règle toutes les fois qu'une création nouvelle se présenterait avec un caractère de sécurité dont les anciennes chaudières sont dépourvues; c'est ici le cas, et nous espérons que ce que monsieur l'ingénieur n'avait le pouvoir de demander qu'à titre de tolérance l'administration le prescrira comme règle absolue.

Pour avoir le droit de faire fonctionner des chaudières à 5 atmosphères et demie, il faut qu'elles puissent résister à une pression de 14 atmosphères et demie. Les nôtres, sur notre demande, ont été poussées à 17 atmosphères, correspondant à 6 atmosphères un tiers.

Nous ne cherchons donc pas et nous n'avons jamais cherché à nous soustraire aux prescriptions de l'administration supérieure; elle a été saisie par nous et nous attendons sa réponse, déclarant être prêt à nous conformer à tout ce qu'elle indiquera.

Monsieur l'Ingénieur eut, sans aucun doute, poinçonné provisoirement et immédiatement, si M. Levavasseur n'avait, d'une part, fait usage de moyens d'intimidation, déclarant hautement vouloir, si l'autorisation de poinçonnage était donnée, en appeler au conseil d'État de la décision ministérielle, et si, d'autre part, M. Levavasseur eût eu le droit de faire marcher ses machines; mais M. l'ingénieur, voyant une usine qui, en dehors de tout ce qui concerne son outillage intérieur, ne peut pas légalement fonctionner avant plusieurs mois, n'a pas jugé utile de poinçonner provisoirement et d'urgence, puisque l'urgence n'existait pas. Il a préféré en référer de suite au ministre, sauf à avoir recours à la mesure de poinçonnage provisoire, si la décision ministérielle tardait plus que le besoin de la mise en marche de l'usine ou que les délais ordinaires des demandes d'autorisation.

Ces délais sont de deux mois, et voici à cet égard quel est l'usage :
.. Lorsqu'un industriel veut faire édifier une machine à vapeur, il doit en adresser la demande à M. le préfet de son département et attendre, l'ordonnance d'autorisation ; néanmoins, si après deux mois de la date de sa demande il n'a reçu aucune réponse, il pourra mettre en fonction, etc.

C'est le délai de deux mois, c'est cette formalité de la demande qui doit précéder toutes les autres, qui, à l'occasion des soupapes de sûreté, ont fait dire à M. l'ingénieur que nous devions attendre l'ordonnance d'autorisation; que c'est cette ordonnance qui déterminera le nombre, la nature et la dimension des appareils de sûreté; qu'en agissant par anticipation on s'exposerait à recommencer.

Répétons-le d'ailleurs, nous étions et sommes prêts à faire subir à nos fournitures toutes les modifications que l'administration supérieure pourra exiger, et pour que la Cour sache bien que de quelque nature que soient ces modifications, elles peuvent s'introduire sans interrompre le travail de l'usine, nous aurons l'honneur de lui exposer que la série des générateurs ne doit jamais marcher au complet; que lors.

même que l'usine aurait atteint le maximum de son développement, il y aura toujours une, si ce n'est deux chaudières au repos pour l'entretien; que c'est sur la chaudière mise au repos que se fera la modification sans entraver le travail des autres, parce qu'elles sont à cet effet indépendantes l'une de l'autre.

Mais il y a plus; comme pendant les deux premières années quatre de mes chaudières suffiront et au delà pour le roulement de l'usine, les modifications deviennent aussi faciles que si elles se faisaient chez le constructeur.

D'ailleurs, j'aurai encore l'honneur de faire très respectueusement observer à la Cour que le délai qui a complété le marché ne changeait pas la nature des travaux, ni les conditions ordinaires dans lesquelles ces sortes de travaux s'exécutent; et pour mon compte, je ne me suis jamais cru affranchi par l'arrêt de la Cour des délais légaux de garantie. Or, si pendant un temps moral M. Levavasseur était en droit de recourir sur moi, je devais par contre avoir la faculté de pourvoir à l'amélioration ou à la réparation qu'il pouvait me demander, et personne, dans un travail de cette importance et composé d'éléments aussi variés et aussi multiples, ne pourrait avoir la prétention de n'avoir aucune retouche à y faire.

Rase-t-on une maison parce que une serrure ne fonctionne pas?

Rend-on une pendule à l'horloger parce qu'il doit venir la régler sur place?

Laisse-t-on pour compte un habit à son tailleur parce qu'il aura un bouton à reculer?

Dans tous les genres de fournitures, il y a toujours un délai de garantie pendant lequel fournisseur et acquéreur ont des devoirs à remplir; et s'ils ne peuvent s'entendre sur la nature ou l'étendue de ces devoirs réciproques, ils doivent en appeler à la justice du pays et non se la faire eux-mêmes.

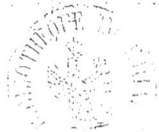

Il est manifeste que ce prétendu grief de poinçonnage n'est encore qu'un prétexte imaginaire pour colorer la destruction violente d'un traité dont depuis huit mois M. Levavasseur a juré l'anéantissement, et sa conduite actuelle démontre clairement le caractère de sa conduite passée. Quand M. Levavasseur se plaignait en apparence des retards de l'exécution, c'était tout simplement pour demander à ces retards le moyen de s'affranchir du traité.

Il doit vous être bien difficile, Messieurs, de conserver dans vos souvenirs tous les arguments des plaidoiries; ils doivent s'effacer de votre mémoire pour n'y laisser que la trace de la conscience qui préside à vos décisions; mais on a tant insisté sur quelques-uns que malgré le temps écoulé et les nombreuses causes qui se sont depuis lors déroulées devant vous, il se pourrait qu'il vous en restat quelques traces.

Ainsi on a fait briller l'importance de l'établissement, l'immense intérêt qui s'attachait à la mise en roulement de cette usine artistique, l'honneur de la contrée et même du pays; de l'opportunité de cette mise en train; de la différence des époques; des bénéfices à réaliser avant l'application du nouveau traité de commerce; du préjudice qui en est la conséquence pour M. Levavasseur; des intérêts de tous fournisseurs qui se trouvent paralysée par l'impossibilité de faire mouvoir et par conséquent de faire accepter leurs immenses livraisons.

On a été même, pour obtenir une résiliation, jusqu'à invoquer la dure nécessité où devait, en maintes circonstances, se trouver la justice de sacrifier souvent des intérêts, quelques respectables qu'ils fussent, pour assurer des intérêts dont l'importance, le nombre et la nature avaient un caractère presque national.

La Cour n'a pas tenu compte de ces moyens, elle nous a imparti un délai : délai exigu, sans doute, mais avec des efforts, de très grands efforts, et de non moins grands sacrifices, nous sommes arrivés dans le temps que la Cour a prescrit.

Mais ce qu'on voulait obtenir d'elle, c'était une résiliation et, pour y parvenir M. Levavasseur affirmait que ses plaintes étaient aussi sincères que ses désirs; qu'il gémissait des délais qu'il lui fallait subir ; qu'il avait hâté de mettre à profit un temps précieux ; qu'il appelait à grands cris la vapeur dans son établissement. — Or, le jour où tout a été terminé, où le travail pouvait commencer, sans même daigner expérimenter le nouveau systême, M. Levavasseur a oublié tout à coup combien il était pressé et a fait procéder à cet acte de vandalisme, qui ajoute de nouveaux retards à ceux dont il se plaignait et qui me porte un triple préjudice que la justice de la Cour ne peut sanctionner.

Oui, Messieurs, la Cour a devant elle trois positions distinctes dans la même personne : il y a l'homme dont la fortune personnelle est engagée; il y a le représentant des intérêts des tiers, le gérant dont l'honneur est en cause ; enfin, il y a l'homme spécial, l'ami de la science qui a longuement élaboré un progrès devant jeter quelque lumière sur une question obscure; progrès qui devait lui porter profit à lui-même parce que les conditions nouvelles du pays rendent opportun et qui gémit sur la destruction de son œuvre, sur la perte de ses efforts, de son temps, de ses soins, de son argent, et qui se présente devant la Cour pour obtenir réparation.

Je me suis attaché, Messieurs, dans tout le cours de cet exposé à mettre mon langage en rapport avec la majesté du lieu auquel il est destiné; mais, si malgré les efforts que j'ai faits pour contenir mon indignation, il m'était arrivé de m'écarter des formes qui y sont permises, j'en demande à l'avance humblement pardon à la Cour, et j'ai l'espoir qu'en présence d'un acte tel, qu'on me reproche aujourd'hui de n'y avoir pas résisté par la force, mon excuse se trouvera écrite au fond de tous les cœurs!

Je suis plein de confiance dans ce sentiment, dans vos lumières et dans votre justice, et je viens déposer ici,

Messieurs,

Pour vous prier de l'agréer,

L'hommage de mon profond respect,

C. J. DUMÉRY.

NOTICE

pour l'intelligence des débats.

Lorsque dans l'industrie on passa des chaudières atmosphériques de Watt aux chaudières à pression directe de Wolf, on ne possédait aucun élément de construction ; on était réduit à couler en fonte de fer le corps principal de ces dernières ; il était très difficile de les obtenir exemptes de défectuosités. Les difficultés de leur exécution les faisaient revenir fort cher, et leur exposition immédiate sur le foyer rendait leur durée très restreinte.

Le célèbre Wolf, pour faire cesser cet état de choses, eut la très heureuse pensée de placer entre la chaudière et le foyer deux petites annexes destinées à être remplacées facilement en cas d'altération par le feu. Cet agencement bien simple et bien rationnel atteignit parfaitement le but que se proposait son auteur : il fut généralement imité et devint bientôt rudimentaire.

Mais l'art de la construction faisant des progrès, on remplaça la fonte par le fer, d'abord avec des feuilles très petites et très multipliées ,et ensuite avec des feuilles de dimension sans cesse croissante ; ces feuilles, réunies au moyen de rivets, procuraient deux avantages bien tranchés sur les générateurs en fonte : d'abord, de permettre de construire des chaudières de toutes les dimensions, et ensuite de remplacer celles des feuilles que le feu pouvait altérer. Avec ce progrès donc, l'intervention des bouilleurs annexes devenait inutile, et la construction pouvait se simplifier; mais les habitudes étaient prises, les imitateurs ne raisonnèrent pas plus après qu'ils n'avaient réfléchi avant, et ils continuèrent, quoique sans motif, à construire, avec les éléments tôle de fer et rivets, les chaudières de Wolf, qui n'avaient leur raison d'être qu'au temps de la fonte.

Bien plus, ce qui dans les idées et la pratique de Wolf n'était que de simples annexes n'ayant que la longueur du foyer et s'enlevant sans démolition, prit, entre les mains des chaudronniers, des dimensions de plus en plus colossales; en sorte qu'aujourd'hui on entasse sur un même foyer trois véritables chaudières très incommodément resserrées, qui utilisent fort mal la chaleur, et qui, dès qu'il faut procéder à une réparation, conduisent à démolir la moitié du fourneau.

Mais pour les chaudronniers ces sortes de constructions présentent des avantages auxquels ils ne veulent pas renoncer :

Ils achètent de la tôle 40 fr. qu'ils revendent 75 fr. après l'avoir roulée et clouée;

Ils emploient à ce travail des manouvriers sans profession, toujours faciles à se procurer;

Ils vendent de ces chaudières trois à quatre cent mille kilogrammes par an, et réalisent de très beaux bénéfices sans peine, sans tracas ni soucis, et c'est là ce qu'ils ne veulent pas abandonner.

Au contraire les chaudières tubulaires de notre modèle ou de tout autre exigent un matériel plus précis, plus important; comportent plus de main-d'œuvre et des ouvriers plus capables, plus intelligents, plus difficiles à trouver; moins de matières; mais plus de fournitures accessoires qu'on ne se procure et ne réunit qu'avec plus de temps et de difficulté. Il faut plus de surveillance, et la somme d'affaires annuelles pour un même atelier et un même capital est infiniment moindre que pour les lourdes chaudières ordinaires qui se confectionnent et se placent en quelques jours.

De là l'aversion bien prononcée des chaudronniers pour les chaudières tubulaires ; de là, la mauvaise opinion qu'ils répandent sur elles pour en retarder l'application. — Mais la lumière se fera malgré eux ! Leur opposition intéressée n'aura qu'un temps, et les plus habiles seront ceux qui reviendront les premiers.

Déjà de grandes maisons de construction ont pris l'initiative, et à l'exposition de Rouen il y avait des spécimens qui n'ont pas triomphé de l'opposition locale, c'est vrai, mais qui ont fait savoir que des constructeurs habiles, considérables et jaloux de leur réputation, ne craignaient pas d'attacher leur nom à ces sortes de fournitures. C'est une première semence ; elle germera dans l'esprit des industriels et y portera ses fruits.

Si pour mettre la Cour à même d'apprécier tous les points de ce débat, nous passons de la conduite intéressée des individus à la valeur ou plutôt au mérite industriel des choses,

Nous lui exposerons :

1° Que les petites annexes ou bouilleurs de Wolf qui à l'origine n'occupaient, comme nous l'avons déjà dit, que la longueur du foyer, se sont construits de la même longueur que le corps principal ; que les construisant longs, il a fallu ménager la possibilité de pénétrer à l'intérieur pour détruire les incrustations calcaires et par conséquent augmenter leur diamètre ; que les faisant longs et gros, chacun d'eux constitue une véritable chaudière, en sorte que leur réunion forme un ensemble d'une capacité considérable.

Les conséquences de cette capacité sont celles-ci :

D'abord, le volume d'eau à échauffer étant considérable, il faut, le matin, consommer une grande quantité de charbon pour produire la chaleur nécessaire à la mise en marche, et le soir, en quittant le travail, abandonner cette même chaleur qui se dissipe et se perd pendant la nuit.

Ensuite, et bien que secondaire dans l'esprit des industriels, parce que cela ne se traduit pas en dépenses quotidiennes, et que, de plus, chacun espère n'avoir pas d'explosions, les ravages causés par elles sont en raison directe de la capacité des chaudières. Or, les chaudières cylindriques cubant quatre fois plus que les nôtres, l'importance du danger est réduite au quart dans les chaudières tubulaires.

2° Que la chaleur, pour pénétrer dans une chaudière cylindrique, doit passer au travers du métal qui compose l'enveloppe de la chaudière; l'épaisseur de ce métal pour six atmosphères et un mètre de diamètre représente douze millimètres et demi; l'épaisseur du métal composant les tubes d'une chaudière tubulaire est de deux millimètres et demi ; la pénétration de la chaleur est donc plus facile dans un cas que dans l'autre dans le rapport de un à cinq : d'où résulte encore un meilleur emploi du calorique dans les chaudières tubulaires que dans les chaudières cylindriques.

3° Que les gaz qui s'échappent du foyer pour circuler autour de la chaudière se promènent dans des galeries en maçonnerie qui sont chauffées en pure perte, c'est-à-dire que la chaleur qui leur est confiée ne parvient pas à la chaudière et est en partie perdue pour elle; de là encore une dépense de combustible en plus.

4° Que les gaz ont un rayonnement excessivement faible et que l'action de ce rayonnement s'exerce en sens inverse du carré de la distance: d'où il résulte que dans des tubes de 6 centimètres comparés à des galeries de 25 centimètres, l'action du rayonnement est dix-sept fois plus grande pour les tubes que pour les galeries; d'où encore utilisation plus complète du calorique.

5° Que le feu pour les chaudières de Wolf se faisant sous la partie la plus basse, la totalité de l'eau contenue dans la chaudière et les bouilleurs se trouve à la même température dans toutes les parties de la chaudière, en sorte que les gaz devant fournir de la chaleur à un corps qui possède une température de 150° doivent échapper à une température supérieure, laquelle, dans la pratique, est à peu près double de celle du corps abandonné, c'est-à-dire environ 300°; au contraire dans nos chaudières les températures et les courants marchent en sens contraire, et, à mesure que les gaz cèdent leur chaleur à la chaudière, ils rencontrent des parties contenant de l'eau de plus en plus froide, pouvant encore leur emprunter de la chaleur et les abaisser au-dessous de 200°, d'où résulte une économie de près d'un douzième de la chaleur produite et d'environ un dixième de la chaleur utilisée.

6° Que dans les fourneaux de chaudières de Wolf les gaz suivent une marche ascendante et s'échappent par la galerie supérieure; ce sont, par ce fait, les plus légers et par conséquent les plus chauds qui partent les premiers.

Chez nous la marche des gaz est descendante; ce sont les plus denses et par conséquent les plus froids qui sont expulsés d'abord. Les gaz chauds restent plus longtemps en contact et ont davantage le temps d'abandonner la chaleur au générateur.

7° Que dans la chaudière de Wolf, l'eau bouillonne et s'agite, mais ne circule pas; d'où il résulte que les matières incrustantes retombent sans cesse sur elles-mêmes et finissent par adhérer au métal et le compromettre. En outre les extrémités des bouilleurs forment des espèces de culs-de-sac dans lesquels se réfugient les matières sédimenteuses qui les obstruent et les compromettent également.

D'où découlent deux choses : la première, que les sédiments calcaires étant très mauvais conducteurs de la chaleur, il faut dépenser plus de combustible pour produire un effet donné; — la seconde, que le

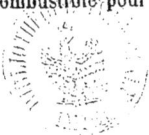

métal ... plus mouillé, s'altère rapidement et compromet la chaudière:

Nos chaudières sont conçues de telle sorte que les courants s'établis-
sent dans les différentes parties qui les composent. Ces courants en-
traînent ... leur mouvement les matières solides à l'état pulvérulent,
et ne le ... ettent pas de se solidifier par le repos au contact de la
chaleur.

En outre, lorsque les eaux sont très chargées, nous munissons nos
chaudières d'un appendice de circulation extérieure dans lequel toutes
les matières viennent se réfugier au fur et à mesure qu'elles se pro-
duisent, *c'est-à-dire que sur cette grave objection des incrustations l'on peut
aujourd'hui, grâce à ces nouveaux appareils, triompher d'elles, quelle que
soit la nature ou la qualité des eaux, et quelle que soit aussi la complica-
tion inté... e: chaudières, sans avoir jamais besoin d'interrompre le
travail.*

8° Qu... influence du courant sur la formation des incrustations, il
faut ajouter leur efficacité sur le pouvoir vaporisateur des surfaces
baignées d'eau; elle est considérable.

Si un vase contenant de l'eau est exposé au feu et qu'il n'y ait à l'intérieur de ce vase aucun courant déterminé, on aperçoit les parois
baignées d'eau se tapisser d'une foule de petites bulles de vapeur qui
restent très longtemps adhérentes au vase; ces petites bulles forment
entre le métal et l'eau un matelas de vapeur que l'on appelle atmos-
phère isolante, parce qu'en effet le métal se trouve isolé de l'eau et ne
lui transmet plus sa chaleur; dès qu'au contraire un courant s'établit,
chaque bulle est enlevée par le courant au fur et à mesure qu'elle se
forme, et le métal, étant constamment mouillé, communique incessam-
ment sa chaleur à l'eau, d'où résulte en même temps et la conservation
du métal et une production de vapeur continue et non soubresautée,
en un mot, un pouvoir vaporisateur plus énergique.

9° Que le rayonnement qui, dans les chaudières de Wolf, a lieu à

distance, agit dans nos chaudières au contact même des parois métal-
liques;

10° Enfin, que les gaz dans les foyers des chaudières de Wolf éprouvent dans leurs différentes révolutions des changements de direction qui
équivalent à un circuit de 540 degrés, tandis que dans nos foyers les
gaz éprouvent à peine une déviation de 180 degrés : d'où il résulte que
la tempèrature des gaz à la cheminée peut être infiniment plus abaissée
pour produire une même énergie de tirage, et par conséquent la chaleur
être plus complétement utilisée.

A Fontaine-Guérard, il y avait en plus l'ampleur du local qui nous
avait permis de donner aux chambres des registres, aux registres et aux
galerie de fumée des proportions exceptionnelles (1), en rapport avec
les dimensions inusitées de la tour qui nous servait de cheminée et que
nous avions, contrairement aux indications de nos devanciers, osé utiliser dans son entier. Cette ampleur nous permettait d'espérer obtenir
un bon tirage, quoiqu'en abaissant les gaz à une température d'environ 100°.

Toutes les différences que nous venons d'énumérer et qu'il serait difficile de chiffrer isolément, conduisent à une réduction de 25 p. 100

_____

(1) Avec les chaudières de Wolf, la nécessité de loger dans un espace donné, d'une part
les trois corps de chaudière; d'autre part, les galeries latérales pour la circulation de la fumée, oblige à donner à ces galeries des dimensions hautes et étroites ; d'où il résulte que les
registres qui règlent le passage des gaz épousent la moindre forme, c'est-à-dire représentent
un rectangle plus haut que large, qui, devant s'ouvrir verticalement , laisse échapper les gaz
les plus légers et les plus chauds.

Dans les dispositions que nous avions adoptées, le registre de chaque chaudière avait une
ampleur inusitée : 1 mètre 20 cent. de largeur, en sorte qu'avec une ouverture verticale de
quelques centimètres , l'écoulement devenait suffisant et avait lieu en nappe très mince à la
partie inférieure extrème , à l'endroit où les gaz sont le plus refroidis.

dans la dépense du combustible occasionnée par les chaudières de Wolf. — C'est l'engagement que j'avais pris de réaliser cette économie de 25 p. 100 sur les chaudières de Wolf que possédait M. Levavasseur, qui a fait la base de mon traité avec lui, et c'est lorsque tout était prêt pour prouver que le résultat était obtenu, qu'il a commis son œuvre de destruction!

Nous ne donnerions qu'une idée incomplète de nos chaudières si, comme nous venons de le faire, nous nous bornions à les comparer aux chaudières de Wolf; — nous n'avons pas voulu être supérieur seulement à ces dernières, nous avons encore voulu faire disparaître les défauts de la plupart des chaudières tubulaires existantes.

Ainsi les chaudières de locomotive qu'on a reproduites pour l'industrie ont le très grave inconvénient de n'avoir qu'une très légère couche d'eau au-dessus des tubes; d'où il résulte qu'au moindre abaissement du niveau de l'eau, soit par une avarie dans la pompe alimentaire, soit par manque de soin du chauffeur, soit par suite d'une fuite à la chaudière ou de toute autre cause, les tubes travaillent à sec et se brûlent.

Cette condition d'un petit volume d'eau au-dessus des tubes rend les chaudières très irrégulières de production, c'est-à-dire sujettes à des variations de pression dépendantes de l'état de la combustion, et les empêche de procurer la régularité d'action dont l'industrie a particulièrement besoin.

Leur faible contenance et l'activité relative de la chauffe dans les tubes les rendent sujettes à des entraînements d'eau.

Les assemblages des tubes n'y sont pas toujours accessibles.

Tous les appareils de sûreté des chaudières ordinaires ne peuvent pas s'y adapter.

Les gaz s'y échappent en abandonnant la chaudière dans sa température maxima.

Les foyers y sont composés de parois planes à dilatations irrégulières qui exigent de fréquentes réparations.

La plaque à tubes reçoit une température très élevée qui y produit de nombreuses altérations.

Les mouvements d'eau y sont très lents et favorisent les incrustations.

Enfin les tubes s'engorgent par la suie et exigent souvent plusieurs nettoyages dans la même journée.

Nous avons fait disparaître tous ces inconvénients :

Le danger de la brûlure des tubes par le manque d'eau, en les plaçant à plus d'un mètre en contre-bas au-dessous d'un premier corps de chaudière qu'il faudrait vider et brûler en entier avant que les tubes fussent découverts.

L'inconvénient de l'irrégularité de la production, en plaçant l'un au-dessus de l'autre deux générateurs successifs, dont l'un est cylindrique et à grand volume d'eau et de vapeur.

Les entraînements d'eau, en achevant la vaporisation dans la chaudière supérieure et en convertissant la partie tubulaire en un simple réchauffeur.

L'abaissement insuffisant de la température du gaz, en inversant les courants.

Les irrégularités de la dilatation des surfaces planes, en composant les parois latérales des foyers à l'aide de deux cylindres bouilleurs.

Les faciles accession et entretien des tubes, en les laissant parfaitement dégagés de toute maçonnerie et de toute tôlerie.

L'application de tous les appareils de sûreté en usage, par la présence de la chaudière ordinaire à la partie supérieure.

L'intensité de la température reçue par la plaque à tubes, en ne lui envoyant les gaz qu'après qu'ils ont abandonné la plus grande partie de leur énergie au profit de la chaudière supérieure.

L'absence ou la lenteur des mouvements d'eau, en disposant les passages intérieurs de l'eau et distribuant la chaleur de manière à provoquer deux circulations très rapides et en sens inverse dans chacune des parties de la chaudière.

Enfin l'encrassement des tubes par la suie et leur fréquent nettoyage en appliquant à ces nouvelles chaudières le foyer à combustion sans fumée que l'académie a couronné d'un prix Montyon , et dont je joins à cet exposé une notice explicative séparée.

Pour être plus exact , disons que ce n'est pas le foyer que nous ajoutons à la chaudière, mais la chaudière que nous avons composée et construite pour utiliser les avantages de ces foyers qui ne demandent qu'à être vulgarisés pour être appréciés et qui comme nos nouvelles chaudières, portent ombrage à ceux qui redoutent et combattent le progrès.

2492 — Imprimerie de Ch. Jouaust, rue Saint-Honoré, 338.

.

www.ingramcontent.com/pod-product-compliance
Lightning Source LLC
Chambersburg PA
CBHW070211200326
41520CB00018B/5597